AF310331

TABLEAU

D'OPHTHALMOSCOPIE

ACCOMPAGNÉ

DE CONSIDÉRATIONS GÉNÉRALES SUR LES ALTÉRATIONS PROFONDES DE L'OEIL
VISIBLES A L'OPHTHALMOSCOPE,
DE TABLEAUX SYMPTOMATOLOGIQUES RÉSUMÉS,
D'UNE ÉCHELLE TYPOGRAPHIQUE
ET D'UNE TABLE LOGARITHMIQUE POUR LA MESURE DES ANGLES VISUELS,

PAR

LE Dr EMILE MARTIN,

Médecin Oculiste des Bureaux de Bienfaisance de Marseille.

———

40 figures dessinées et coloriées d'après nature.

PARIS

J.-B. BAILLIÈRE ET FILS,
rue Hautefeuille, 19.

1866.

Tous droits réservés.

TABLEAU

D'OPHTHALMOSCOPIE

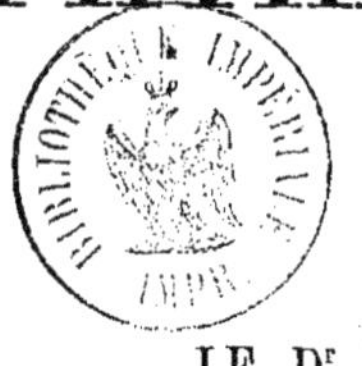

PAR

LE Dr EMILE MARTIN.

PARIS

J.-B. BAILLIÈRE ET FILS,

rue Hautefeuille, 19.

1866.

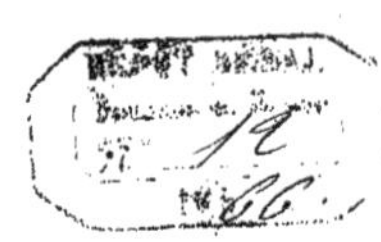

PRÉFACE.

On n'en est plus aujourd'hui à discuter sur les avantages ou les inconvénients de l'Ophthalmoscope ! Quoi de plus merveilleux, en effet, qu'un instrument qui permet de reconnaître les altérations pathologiques les plus latentes du globe oculaire avec autant d'exactitude que si cet organe, ouvert par le scalpel de l'anatomiste, était placé sur une table et qu'il fut donné de l'explorer la loupe à la main !

Malheureusement, l'examen avec l'Ophthalmoscope demande beaucoup de temps et de patience, et on ne peut arriver sans beaucoup de peine à apprécier les détails minutieux du fond l'œil.

On ne saurait donc trop multiplier les moyens de rendre cette étude à la fois plus facile et plus agréable. C'est dans ce double but que j'ai composé ce Tableau.

Appelé chaque jour, par ma pratique spéciale, à faire de nombreux examens ophthalmoscopiques, j'ai utilisé mes faibles notions de dessin à imiter et à reproduire, en face des malades eux-mêmes, les lésions variées qui passaient sous mes yeux. Je n'ai eu qu'une seule pensée, celle de peindre fidèlement toutes ces images morbides.

On trouvera dans les pages qui suivent des considérations générales et des observations particulières sur les principales altérations morbides qui y sont représentées, ainsi que des résumés succincts au point de vue de la symptomatologie, qui seront d'un grand secours pour les commençants. Enfin, pour faire de ce travail un ouvrage de chaque instant dans la pratique ophthalmologique, j'y ai encore ajouté une échelle typographique pour l'examen de la vision et une table logarithmique pour le calcul des angles visuels.

Docteur Emile MARTIN.

TABLEAU
D'OPHTHALMOSCOPIE.

CHAPITRE PREMIER.

Examen Ophthalmoscopique de la Rétine et de la Papille.

Il ne me convient pas d'entrer dans la description des instruments variés qui peuvent servir à faire l'exploration de l'œil. Toutes les indications qui sont relatives à leur construction et à leur maniement ont été suffisamment exposées dans mon *Traité des Maladies des Yeux*, dont ce Tableau n'est, pour ainsi dire, que le complément; j'arrive donc de suite à l'examen de la rétine et de la papille optique!

Dès que le champ pupillaire est éclairé, l'observateur est frappé par la coloration rouge du fond de l'œil.

Cette coloration, due aux vaisseaux choroïdiens, est d'autant plus accusée que la pupille est plus largement dilatée et que le sujet soumis à l'examen est moins brun. Chez les personnes brunes, en effet, le pigment choroïdien est plus abondant que chez les personnes blondes et masque une plus grande partie des vaisseaux de la choroïde.

Le miroir étant ainsi placé, si l'on approche la lentille, on ne tarde pas avec un peu d'habitude à apercevoir l'image de la *papille*. Elle apparaît sous la forme d'une tâche blanchâtre, ordinairement arrondie, mais aussi quelquefois oblongue ou ovale. Elle est dans quelques cas aussi (comme l'indique la figure), entourée d'un cercle ou d'un demi-cercle gris noirâtre qui n'est autre que du pigment et qui n'a pas de signification pathologique.

Si on poursuit l'examen avec attention, on peut s'apercevoir qu'elle est formée de trois cercles concentriques, de couleur différente.

Le cercle externe (*limite scléroticale*) paraît d'un blanc clair, et sa coloration est due à la réflexion de rayons lumineux par la tunique du nerf optique, lorsque celle-ci abandonne le nerf pour se continuer avec la sclérotique. Ce cercle est quelquefois très-étroit, et dans ce cas très peu appréciable.

Le cercle interne ou *central*, ou fond de la papille, est d'un blanc brillant et sa couleur est produite par la *lamina cribrosa*, dont les mailles grises sont formées par des faisceaux nerveux qui ont perdu en ce point leurs contours obscurs.

Le cercle intermédiaire ou *moyen* revêt une teinte grise, comme ombrée. Il est dû aux replis des tubes nerveux qui, après s'être dirigés d'arrière en avant, se coudent à angle droit pour s'étaler sur la rétine.

L'Ophthalmoscope montre la papille avec un diamètre de 5 à 7 millimètres. Chez les myopes, elle est ordinairement plus petite ; chez les presbytes, elle est plus grande.

La rétine étant essentiellement transparente, ne se révèle à l'observation que par ses vaisseaux. Ceux-ci sont de deux ordres : les artères et les veines, qui vont se ramifiant dans la membrane rétinienne, sous la forme de lignes rouges plus ou moins foncées. Leurs troncs portent le nom d'*artère et de veine centrales* de la rétine, et sortent le plus souvent de la partie interne de la papille pour s'irradier de là dans des directions diverses. L'artère fournit une branche supérieure et une inférieure, et chacune de ces deux branches se subdivise en deux autres qui se répandent vers le haut et le bas de l'œil.

Les veines correspondantes à ces deux branches artérielles sont au nombre de quatre, qui se réunissent à angle aigu en un tronc commun, situé plus profondément dans la masse du nerf optique.

On distingue les artères à leur diamètre, qui est plus faible que celui des veines, et à leur coloration rouge clair. La coloration des veines est beaucoup plus foncée. Cette disposition est nettement accusée sur la figure I. Le trajet des veines est aussi beaucoup plus sinueux. On observe enfin, quelquefois dans ces dernières des pulsations spontanées qu'on peut produire à volonté par une pression un peu brusque du globe oculaire à l'aide du doigt placé au côté externe de l'œil.

Pour compléter l'examen de la rétine, il reste à dire un mot de la tâche jaune, *macula lutœa*, ou fosse centrale de la rétine. Cette tâche, située au niveau de l'extrémité postérieure de l'axe optique, est caractérisée par un petit point clair brillant entouré d'une zône légèrement ombrée. Elle est très-difficile à constater, même pour les observateurs familiarisés aux examens ophthalmoscopiques. Il importe de se rappeler qu'elle est située à une distance de la papille presque égale au double du diamètre de celle-ci, en dehors d'elle et souvent dans une direction horizontale. Il est très-difficile de la figurer nettement à l'aide du dessin.

CHAPITRE II.

Pathologie ophthalmoscopique.
Altérations du cristallin et du corps vitré.

Considérations générales. — Explication des Figures.

La structure anatomique du cristallin n'est généralement appréciable que vers l'âge de cinquante ans. En effet, tant qu'il y a uniformité de réfraction dans tous les éléments morphologiques qui le composent, sa transparence est conservée, et il est impossible d'obtenir des reflets de l'intérieur de la lentille. Mais par le fait de l'âge, certaines parties du système lenticulaire subissant un changement de réfraction, la condition de transparence disparaît et une portion de la lentille devient plus ou moins appréciable.

Il en est de même au début d'une cataracte, et alors que les altérations légères qui la caractérisent ne s'aperçoivent pas encore à l'œil nu, elles n'échappent point au miroir. C'est généralement sous la forme de stries que se montrent d'abord les altérations graisseuses qui donnent lieu à la cataracte. Tantôt au nombre de trois, ces stries partent du centre de la lentille, pour former la cataracte à trois branches, tantôt elles débutent à la circonférence, et s'avancent comme des rayons vers le centre. On les aperçoit sous la forme de lignes noirâtres se détàchant sur le fond rouge de l'œil et immédiatement placées derrière le champ pupillaire. Pour les étudier avec succès, il convient de ne projeter dans l'œil qu'une faible quantité de lumiére, sans quoi celle-ci traverserait les portions plus opaques et la lésion échapperait à l'examen. La figure représente ces altérations commençantes d'une manière très-exacte. Elle montre aussi des exsudations plastiques développées sur la capsule cristalline antérieure ; ces exsudats qui résultent d'une iritis se distinguent très-bien sur la capsule cristalline, sous forme de petites masses noirâtres, chagrinées et un peu saillantes, tantôt libres, tantôt adhérentes au bord pupillaire. Sur la même figure on voit aussi une accumulation de pigment en forme de demi-cercle, ce sont des granulations pigmentaires détachées de l'uvée déposées sur la capsule antérieure. Telles sont les altérations qui affectent spécialement le système lenticulaire.

Le *corps vitré* présente aussi des lésions non moins intéressantes , mais qui sont bien souvent la conséquence de maladies plus profondes de l'œil.

Le *synchysis simple*, ou ramolissement simple du corps vitré. Dans cette affection,l'ophtalmoscope est d'une faible utilité. Le tremblotement de l'iris en est un signe pathognomonique. Dans quelques cas cependant le miroir fait découvrir de petits corpuscules noirâtres ayant la forme d'une toile d'araignée ou de filaments qui se déplacent avec les mouvements de l'œil. Dans ce cas le malade à la sensation de mouches volantes.

Le *synchysis hémorrhagique* se montre d'ordinaire à la suite d'hémorrhagies de l'iris de la choroide ou de la rétine. Il se présente sous trois formes principales. Dans la première, on aperçoit des corpuscules noirs ou rougeâtres, de formes variées, flottant dans l'humeur vitrée, en avant du fond rouge de l'œil. Dans la seconde forme on voit une petite tumeur ayant l'apparence d'un caillot de sang rouge d'abord, noirâtre ensuite et se décolorant de plus en plus à mesure qu'il se résorbe. Ce caillot de sang est très-appréciable à l'ophthalmoscope, si on a le soin de dilater largement la pupille. Dans la troisième forme, l'hémorrhagie est plus abondante, le corps vitré est comme imbibé de sang. Dans ce cas, le fond de l'œil paraît rougeâtre même à l'œil nu et il est impossible de l'éclairer.

Le *Synchysis albumineux* est une complication fréquente de l'iritis et de là choroidite surtout lorsque ces affections sont sous la dépendance d'un vice syphilitique. Le fond de l'œil est difficile à éclairer, il paraît obscur. La papille s'apprécie difficilement et semble voilée par un nuage jaunâtre. Enfin quelquefois on aperçoit ça et là quelques corpuscules jaunes gris peu mobiles. Cet état pathologique du corps vitré a été décrit aussi sous le nom d'état jumenteux. La figure en donne une idée assez exacte.

Il est utile d'observer qu'on différencie les opacités du corps vitré des opacités cristalliniennes en observant que les premières sont mobiles en tous sens, tandis que les dernières suivent toujours les mouvements de l'œil.

Le *Synchysis étincelant* est une altération dont la cause est encore inconnue, et caractérisée par la présence de cristaux de cholestérine dans l'humeur vitrée. Avec l'opthalmoscope, on voit se détacher sur le fond rose de l'œil des paillettes colorées en jaune d'or sur la figure et passant devant la pupille, s'élèvant, descendant, allant à droite, à gauche et dans toute direction. C'est une altération assez curieuse que je n'ai pu observer qu'une fois sur un malade qui jeune encore avait subi avec succès l'opération d'une cataracte par la méthode de broiement. La vue du malade était bonne. Il craignait cependant la lumière et portait de verres neutres très-foncés. Il est probable que les reflets produits dans certains moments par ces corpuscules , produisait la photophobie légère qu'il accusait en présence d'une grande clarté.

Les corps étrangers peuvent pénétrer dans l'humeur vitrée et y séjourner fort longtemps. Ce sont ordinairement des grains de plomb, des paillettes de fer ou d'acier ; ils y pénètrent soit en lésant la sclérotique, soit en se frayant un passage à travers la cornée. Dans le premier cas, la choroïde fait hernie par la petite plaie de passage et apparaît sous forme d'une petite tache d'un gris noirâtre.

J'ai vu, il y a trois ans, un malade jeune encore, M. G..., qui reçut, en partie de chasse, un coup de fusil en pleine figure et devint aveugle à la suite de cet accident. Le corps vitré était comme imbibé de sang, et on remarquait sur différents points de la sclérotique, de petites taches grises, noirâtres, ressemblant, pour la coloration à de petits grains de plomb aplatis. Ces taches n'étaient autres que des hernies multiples de la choroïde, produites par la déchirure de la sclérotique sous l'influence des grains de plomb qui avaient pénétré dans l'intérieur de l'œil et y avaient déterminé des désastres irrémédiables. En signalant ce fait, j'ai pour but d'attirer l'attention sur une erreur de diagnostic très-facile à commettre de prime-abord, et qu'on peut éviter aisément avec un peu de réflexion. Dans d'autres circonstances, le corps étranger s'enkyste. La figure représente non pas un de ces corps étrangers enkystés, mais un cristallin abaissé par moi et se présentant sous la forme d'une tumeur ovoïde, grisâtre, entourée de pigment. Un peu au-dessus on aperçoit des débris opaques de la capsule cristalline.

Lorsque le corps étranger pénètre par la cornée, il lèse la lentille cristalline avant d'arriver dans l'humeur vitrée. Il survient alors une opacité lenticulaire très-rapide qui empêche de le distinguer et souvent aussi des phénomènes inflammatoires qui ont une très-grande gravité.

Les cysticerques sont une variété d'helminthes qui se logent quelquefois dans l'humeur vitrée. Je n'en ai jamais rencontré dans ma pratique ; mais j'ai cru, pour être complet, devoir en donner un dessin emprunté à l'ouvrage de M. Follin. La figure représente un de ces parasites ; il a la forme d'un sac distendu ; son cou est constitué par la partie rétrécie qui le surmonte ; enfin, sa tête vient ensuite et a l'aspect pyriforme. Cette masse est d'un blanc bleuâtre, semi-transparente, très-saillante, et douée de mouvements spontanés. Dans la position où le cysticerque est représenté, il masque une partie de la papille. Les deux autres taches blanchâtres qu'on aperçoit sur la figure sont des cysticerques en voie de développement. Le fond de l'œil paraît rouge comme à l'état normal et la pupille conserve sa mobilité. Quelquefois cependant, on constate quelques phénomènes inflammatoires de la choroïde et de la rétine ; mais l'ophthalmoscope est le seul moyen pour arriver à un diagnostic exact.

CHAPITRE III.

Altérations de la Choroïde.

Considérations générales. — Explication des Figures.

La choroïde, tunique vasculaire de l'œil, joue dans la pathologie oculaire un rôle excessivement important, et l'étude des altérations morbides qu'elle peut présenter, offre le plus grand intérêt. Pour l'examiner on doit se servir de l'éclairage direct et d'une lentille soit concave, soit convexe. La première fournit une image droite, la seconde une image renversée.

La CHOROÏDITE CONGESTIVE se présente le plus souvent à l'état chronique. Nous la rencontrons souvent chez des personnes sujettes à la constipation, ou atteintes d'hémorrhoïdes, ou enfin chez des femmes mal menstruées ; elle se présente aussi bien chez les constitutions pléthoriques que sur les tempéramments anémiques. L'ophthalmoscope est de toute nécessité pour la diagnostiquer. Ce qui frappe le plus et qui caractérise cet affection, c'est la coloration rouge du fond de l'œil, beaucoup plus foncée qu'à l'état normal. Enfin les vaisseaux choroïdiens, semblent comme injectés et gorgés de sang, et la papille optique est quelquefois un peu hypérémiée, ce qui rend sa recherche difficile, car dans ce cas, sa couleur semble se fondre avec celle du fond de l'œil. Chez les personnes brunes, la choroïdite congestive n'est pas toujours très facile à diagnostiquer, car l'abondance du pigment rend les vaisseaux choroïdiens moins visibles. J'ai observé récemment cette affection sur une jeune personne blonde et essentiellement chlorotique qui, quelques jours avant chaque époque menstruelle se plaignait de trouble devant les yeux, s'accompagnant de tension dans le globe oculaire, phénomène qui disparaissait peu après l'apparition des règles. La figure représente son œil ; l'injection est prononcée, les arborisations vasculaires sont nettement accusées. La jeune malade a suivi un traitement ferrugineux, et son état s'est rapidement amendé.

La choroïdite exsudative succède très-souvent à l'hypérémie de la choroïde. Elle est beaucoup plus grave que la précédente et affecte généralement deux formes principales. Dans

la première, on aperçoit avec l'opthalmoscope une tache large, blanchâtre, à bords irrégu-
liers, quelquefois environnée de pigment, et laissant voir au-devant d'elle les vaisseaux
de la rétine. Cette exsudation d'abord molle se solidifie peu à peu et se transforme ensuite
en matière fibreuse. En ce point la rétine et la choroïde s'amincissent, puis se résor-
bent en partie et peuvent même se perforer, c'est la *choroïdite disséminée*.

La seconde forme porte le nom de *choroïdite pointillée*. Elle est caractérisée par des
tâches plus petites, plus nombreuses et de forme quasi circulaires. La figure indique très-
bien ces petits point gris blanchâtres situés dans le voisinage de l'ora serrata. On rencontre
quelquefois aussi de petits points saillants ayant l'aspect de tâches brunes ou noirâtres formées par du pigment. Cette complication est connue sous le nom de *macération pigmentaire*; elle est très-développée et très-appréciable sur la figure.

L'état pathologique que nous venons de décrire est assez fréquent. Je l'ai constaté assez
souvent chez des malades atteints de syphilis. Chez deux malades entre autres, portant des
traces de cette diathèse, on remarquait de petits exsudats autour de la papille. Ils guérirent
sous l'influence des préparations spécifiques. Chez un autre, dont j'ai rapporté l'observation
en 1864, dans le *Journal des connaissances Médico-Chirurgicales,* des exsudats semblables
me mirent sur la voie d'une affection spéciale qui n'avait laissé aucune trace. J'obtins
également une grande amélioration par un traitement antisyphilitique.

On différenciera les exsudats choroïdiens des exsudats rétiniens, en remarquant que dans
ces derniers, les vaisseaux sont comme noyés dans les tâches exsudatives, tandis que dans
les premiers, les vaisseaux de la rétine passent au-devant. Cette différence est sensible
dans les dessins.

Le staphylôme postérieur ou *sclérectasie postérieure* est une altération excessivement
fréquente. Elle constitue à elle seule un bon tiers des amblyopies que l'on est appelé à
observer dans la pratique. Elle est essentiellement constituée par une déformation du globe
oculaire dans le voisinage de la papille optique. En ce point la choroïde est atrophiée.

Elle est occasionnée le plus souvent par un travail continu sur des objets petits et rapprochés ou par l'usage de verres concaves mal appropriés à l'état des yeux. Elle offre trois
degrès principaux qu'on peut considérer comme des degrès types de la maladie et qu'on
observe fréquemment dans la pratique.

Dans le premier degré, la tâche blanche atrophique située au voisinage de la papille a
une forme de croissant allongé et embrasse par sa concavité le bord papillaire sans
toutefois le dépasser sensiblement.

Dans le second degré, la tâche déborde à droite et à gauche. Enfin dans le troisième,
l'atrophie choroïdienne est plus étendue, la tâche blanchâtre est très-large et irrégulière,
et déborde la papille de tous côtés. Dans ces cas avancés, il n'est pas rare, comme l'indique
la figure V, de rencontrer sur d'autres points, de petites tâches nacrées atrophiques.
accompagnées d'une accumulation de matière pigmentaire sur leurs bords.

Cette altération s'accompagne toujours d'une myopie dont les progrès sont en rapport avec son étendue. Elle entraîne cependant rarement une cécité complète. D'ordinaire, lorsque la maladie reste à l'état stationnaire, les bords de la tâche sont réguliers, tandis qu'ils sont comme dentelés et déchiquetés lorsqu'elle doit progresser.

La description du staphylôme postérieur m'ayant amené à parler de la myopie, je ne veux pas passer outre sans indiquer les moyens de reconnaître la myopie fausse ou simulée. Personne n'ignore, en effet, qu'on peut arriver à lire facilement avec des verres concaves nº 3 et 4, verres exigés pour la réforme devant le conseil de révision. Les signes différentiels sont exposés dans le tableau suivant :

Signes différentiels de la Myopie simulée et de la Myopie vraie.

Myopie simulée.	Myopie vraie.
Staphylôme postérieur en voie de formation, si le sujet s'exerce depuis quelques mois.	Staphylôme postérieur bien accusé au premier ou au deuxième degré.
Papille normale.	Papille petite et en forme d'ellipse.
La lecture est impossible avec les verres concaves si l'on instille préalablement de l'atropine.	Vue possible après l'instillation de l'atropine.

Le *glaucôme* est un état morbide de l'œil caractérisé par une excavation de la papille suite de pression intra-oculaire, un déplacement des vaisseaux qui en sortent et des pulsations spontanées, artérielles. Ce serait sortir du cadre que je me suis tracé que de définir autrement ces états pathologiques complexes qu'on a appelé glaucômes. D'ailleurs, si j'ai placé la description de cette altération avec celles de la choroide, c'est pour rappeler que dans bien des cas, les phénomènes qui la caractérisent sont sous la dépendance d'une choroïdite ou d'une irido-choroïdite. Les figures en donnent une idée. On y voit très-bien la papille excavée et d'une couleur vert jaunâtre, et les vaisseaux qui se contournent en crochet au moment où ils quittent le disque papillaire. Ces symptômes se joignent à une dureté pierreuse du globe, à une diminution notable de la vue, et souvent à des douleurs circum-orbitaires très-violentes. L'excavation est surtout très-appréciable avec l'ophthalmoscope binoculaire.

Dans quelques cas particuliers et à l'état normal, on rencontre des papilles excavées. On distinguera, l'excavation glaucômateuse de l'excavation physiologique, en remarquant que dans la première la papille semble avoir été refoulée avec la base d'un cylindre, et que les vaisseaux rétiniens sont interrompus dans une partie de leur parcours, tandis que dans la seconde, la dépression semble avoir été produite par le sommet d'une cône, et les vaisseau rétiniens sont visibles dans tout leur trajet. Enfin dans la première, l'anneau interne de la papille n'existe pas, tandis que dans la seconde, il est conservé.

L'apoplexie de la choroide est une altération qui survient ordinairement d'une manière brusque. J'ai donné des soins à une dame de 60 ans environ qui se couchant bien portante, n'aperçut plus le matin à son réveil que la moitié des objets qu'elle regardait. J'examinai son œil droit et il me fut facile de reconnaître une hémorrhagie choroïdienne qui occupait presque toute la partie inférieure de l'œil. Elle était caractérisée par une plaque rouge assez étendue, au devant de laquelle on apercevait aisément les vaisseaux de la rétine. Le dessin représente une hémorrhagie moins étendue, appelée *hémorrhagie en nappe*. Elle montre aussi comme seconde forme hémorrhagique, *l'hémorrhagie pointillée* reconnaissable à de petites tâches qui du rouge foncé passent à un rouge plus clair.

Elle est moins grave que l'hémorrhagie en nappe et donne souvent lieu à la myodesopsie.

La résorption de la tâche sanguine se fait rarement d'une manière complète et il arrive de rencontrer quelque temps après, à sa place, une atrophie choroidienne accusée par une tâche d'un blanc jaunâtre entourée de pigment.

La choroïdite atrophique se rencontre très souvent à la suite des choroïdites conges-tives ou exsudatives, et se caractérise par la disparition d'une partie ou de tous les éléments de la choroïde. La première figure montre le premier degré sous forme de plaques ir-régulières d'une teinte jaune orangée. La fig. 4, indique le second degré. La teinte précé-dente a fait place à une teinte rouge sale qu'on peut comparer à de la peinture grattée ; elle est due à l'atrophie de la couche chorio-capillaire et on aperçoit au milieu de cette teinte, des vaisseaux oblitérés, d'une couleur jaune clair, cotoyés par des accumulations grisâtres de pigment. Çà et là vers l'ora-serrata, on voit aussi des tâches pigmentaires beaucoup plus accu-sées et remarquable par leur coloration noire. Ces détails sont nettement indiqués sur la fig. Au troisième ou dernier degré, l'atrophie de la choroide est complète. Cette membrane fait défaut, et à sa place se montrent des plaques nacrées plus ou moins larges et irrégulières dues à la sclérotique. Dans la figure on aperçoit un restant de vaisseau au bord d'une de ces plaques, ainsi que des tâches pigmentaires larges et nombreuses qui constituent l'al-tération désignée sous le nom de *macération pigmentaire*. La coloration de la papille et de ses vaisseaux reste d'ailleurs normale.

La dégénérescence colloïde est une altération fort rare. Elle est représentée et est essentiellement caractérisée par des boules transparentes et brillantes, disposées par grou-pes au niveau de l'orra-serrata, et toujours entourées d'un petit cercle noir de pigment.

La plupart des états pathologiques que nous venons de passer en revue, diffèrent par leur nature et offrent des caractères distinctifs suffisants pour être appréciés avec exac-titude. Ils sont cependant tous caractérisés plus ou moins par des tâches rouges claires, blanches ou noires, de formes variées et entourées de portions de la choroïde qui sont nor-males. Il est bon de se rappeler que ces taches rouges claires tiennent à la décoloration ou à la destruction des cellules pigmentaires, les tâches blanches à une atrophie locale complète ou à une dégénérescence graisseuse des cellules du parenchyme choroidal ; enfin les tâches noires comme charbonneuses sont dues soit à l'accumulation de granula-tions pigmentaires, soit à une formation nouvelle de pigment.

CHAPITRE IV.

Altérations de la Rétine.

Considérations générales. — Explications des Figures.

Les altérations profondes de l'œil dont je viens de faire l'étude, ne se trouvent pas toujours dans la pratique séparées aussi nettement que je l'ai montré ; le plus souvent au contraire, plusieurs d'entre elles se trouvent réunies, les unes étant primitives, les autres étant secondaires. Il en est de même de celles de la rétine que je vais successivement exposer.

L'hypérémie rétinienne ou Rétinite congestive se manifeste à l'état chronique sous deux formes principales : *l'hypérémie artérielle et l'hypérémie veineuse.* La première est caractérisée par la formation de vaisseaux qui recouvrent la papille en partie ou en totalité. Le disque papillaire ressemble alors à un morceau de drap rouge. En même temps les vaisseaux qui s'irradient à la surface de la rétine sont plus rouges et plus gonflés qu'a l'état normal.

Quelquefois cette hypérémie n'est que partielle. J'ai observé il y a cinq mois à peine les yeux d'un militaire en garnison à Marseille dans lesquels j'ai parfaitement distingué une injection bien nette de la moitié de chaque disque papillaire avec une légère infiltration séreuse sur ses bords (névro-rétinite partielle). Il a recouvré la vue aujourd'hui et ses papilles sont redevenues normales. Il s'était adonné au tabac et aux alcooliques dont il usait d'une manière immodérée.

L'hypérémie veineuse est caractérisée par d'autres phénomènes : la papille semble effacée, on ne reconnaît sa place que par l'origine des artères rétiniennes. Sa teinte rouge jaunâtre se fond avec la teinte rouge du fond de l'œil. Les vaisseaux sont beaucoup plus tortueux qu'à l'état normal, leur calibre est considérablement augmenté et leur coloration est beaucoup plus foncée. Cette forme est plus grave que la précédente.

L'hypérémie rétinienne artérielle reconnaît le plus souvent pour cause les travaux prolongés sur de petits objets, soit avec une forte lumière, soit avec la loupe. Elle a pour effet de diminuer l'acuité de la vision ainsi que l'étendue du champ visuel, ce qui la différencie de la kopiopie ou fatigue du muscle ciliaire dans laquelle le champ visuel et l'acuité de la vision sont à l'état normal. L'hypérémie veineuse concorde habituellement avec des troubles soit de la circulation générale, avec les affections du cœur, du foie, des reins, soit de la circulation intrà-cranienne, tels que des tumeurs qui compriment les sinus, soit de la circulation intrà-oculaire, tels que les affections glaucômateuses.

L'*anémie de la rétine* est un état pathologique caractérisée par la diminution de la quantité normale du sang dans les vaisseaux de la rétine. Elle est ordinairement symptômatique d'une anémie générale. Dans ce cas, les vaisseaux rétiniens sont filiformes et leur parcours est restreint. Ils n'atteignent pas l'ora-serrata. Cet état de l'œil conduit à l'atrophie de la rétine. On l'observe aussi comme symptôme de tumeurs cérébrales, de méningites chroniques et de ramollissements cérébraux séniles.

L'*hémorrhagie rétinienne* est produite par la déchirure d'un vaisseau de la rétine. Elle a un début brusque, et peut diminuer ou abolir complètement la vision. Elle s'accompagne de mouches fixes et d'interruptions irrégulières du champ visuel. On aperçoit à l'aide de l'ophtholmoscope une ou plusieurs plaques rouges striées légèrement, masquant les vaisseaux de la rétine. On voit très-bien sur le dessin, les petits points noirs indiquant le siége des déchirures. Quant à la plaque sanguine, elle se résorbe entièremento, u fait place à une exsudation ou à une accumulation de pigment. On peut remarquer qu'au delà de la tâche hémorrhagique les vaisseaux ne s'aperçoivent pas. Ils se sont atrophiés et ont disparu complètement. Les apoplexies de la région de la tâche jaune sont les plus graves.

La *rétinite exsudative* succède ordinairement soit à l'hypérémie rétinienne, soit à l'hémorrhagie. Elle a souvent une origine syphilitique et siége alors dans les environs de la papille ; dans ce cas, elle succède à un œdème. On peut voir sur le dessin, ces exsudats rétiniens sous forme de tâches allongées d'un blanc bleuâtre, voilant ou masquant complètement les vaisseaux. Lorsque ces exsudats sont anciens, ils se vascularisent et deviennent incurables.

La *rétinite pigmentaire* appelée aussi *morbus ariani*, est une maladie observée pour la première fois par M. de Grœfe sur un espagnol nommé Ariani. Elle est essentiellement constituée par une infiltration régulière et continue de pigment dans la rétine. Elle s'accompagne d'une héméralopie légère, et d'une diminution circulaire dans l'étendue du champ visuel. Elle est caractérisée à l'examen ophthalmoscopique par de petites tâches noires, irrégulières, déposées en cercles concentriques parallèles à l'iris, et masquant les vaisseaux de la rétine. Le dessin est la représentation exacte d'un cas semblable que j'ai observé plusieurs fois, il y a deux ans environ, et que j'ai considéré comme type de la maladie. Ce malade qui promène toujours dans Marseille, sous le bras d'un jeune garçon, en portant de larges conserves bleues a suivi sans résultat une foule de traitements. Il est voué à une cécité incurable.

L'*œdème de la rétine* est un état morbide qu'on rencontre assez souvent. Il accompagne les hypérémies rétiniennes et les choroïdites congestives; quelquefois il est dû à une gêne dans la circulation veineuse de la rétine causée par des tumeurs intrà-orbitaires ou intrà-crâniennes. On le rencontre aussi dans la rétino-choroïdite syphilitique, maladie dans laquelle il ne tarde pas à faire place à des exsudats. Le fond de l'œil paraît comme à travers un brouillard. La papille semble bombée en avant, et les vaisseaux rétiniens ne sont nettement vus qu'au niveau de l'équateur de l'œil. Cette infiltration n'environne jamais d'ailleurs toute la papille.

On pourrait confondre l'œdème de la rétine avec l'état jumenteux du corps vitré, mais dans ce dernier état pathologique, le fond de l'œil est moins net; il paraît pour ainsi aire sale et trouble, et les vaisseaux sont difficiles à apercevoir dans toute l'étendue de leur parcours.

La *rétinite albuminurique* se présente sous deux formes bien distinctes. L'une, à début lent et à marche insensible, l'autre à invasion brusque et à disparition également rapide. La seconde est caractérisée par des phénomènes purement congestifs avec accompagnement d'œdème.

La première entraîne des lésions profondes de la rétine et doit être étudiée avec le plus grand soin. Elle offre trois périodes distinctes.

La première, *période congestive*, consiste en une hypérémie rétinienne et papillaire souvent accompagnée d'un œdème qui s'étend jusque vers l'ora-serrata.

La seconde, *période hémorrhagique* est caractérisée par de petites hémorrhagies rétiniennes. Le fond de l'œil est legèrement trouble et on distingue de petites taches rouges striées groupées autonr de la papille à la manière d'un éventail. Ces taches ne tiennent à aucun vaisseau et ont une forme allongée.

La troisième, *période graisseuse*, consiste dans la production de tâches d'un blanc mat ou légèrement jaunâtre, à reflets brillants, faisant même un peu relief à la surface de la rétine. Quelquefois aussi lorsque la maladie est très avancée, une large tâche. jaunâtre et déchiquetée sur ses bords remplace la papille, et donne au fond de l'œil l'aspect d'une surface barbouillée de colle.

La *rétinite glucosurique* est une altération que je n'ai pû constater qu'une seule fois. La malade Mme R... était âgée de quarante-cinq ans; elle s'affaiblissait beaucoup depuis quatre ou cinq mois, était en proie à une soif vive et urinait abondamment. Ses urines noirâtres attirèrent son attention, et elle crut devoir prendre conseil d'un médecin. On fit l'analyse et on put se convaincre qu'elles contenaient une quantité considérable de sucre. Peu de temps après, inquiète sur l'état de sa vue, elle vint me consulter. Elle offrait un rétrécissement assez considérable du champ visuel, accusait un brouillard assez épais devant les yeux et lisait avec beaucoup de peine le n° 17 de l'échelle de Jœger. En examinant son œil gauche à l'ophthalmoscope, je trouvais la papille blanche et réfléchissant fortement la lumière. Elle était sensiblement atrophiée, mais il n'y avait pas traces d'œdème ou d'infiltration. Le long des artères j'aperçus quel ques tâches hémorrhagiques circulaires ou ovalaires à droite.

Enfin, il me sembla apercevoir d'autres petites taches blanchâtres exsudatives. La malade dont j'examinai longtemps l'œil gauche ne consentit pas à subir le même examen pour l'œil droit. La figure est la représentation exacte de ce que j'ai vu.

D'après cet examen , la rétinite glucosurique diffère de la rétinite albumimurique par l'atrophie papillaire , l'absence d'inflammation et la forme ovalaire des tàches hémorrhagiques. Quant aux exsudats , ils ont une teinte plus blanche que dans cette dernière maladie.

La *Rétinite leucémique* a beaucoup de ressemblance avec l'anémie de la rétine. Le fond de l'œil, au lieu d'être pâle comme dans celle-ci, est jaune orangé. Les vaisseaux sont filiformes, et plus pâles qu'à l'état normal ; les malades présentent enfin tous les symptômes de la leucémie.

On pourrait confondre cette altération avec l'atrophie de la choroïde au premier degré : mais on remarquera que dans cette dernière la teinte orangée, au lieu d'être générale, ne se montre que par plaques limitées.

Le *décollement de la rétine* est un état pathologique produit par l'épanchement d'un liquide entre la rétine et la choroïde. Il en résulte deux changements dans l'état de la rétine. Le premier consiste dans le soulèvement de la partie décollée par le liquide qui s'approche des milieux de l'œil et qu'on peut apercevoir très-souvent à l'œil nu ; le second consiste dans des rides ou plis qui, pendant les mouvements de l'œil subissent des déplacements semblables à ceux des opacités du corps vitré. Ces mouvements de fluctuation constituent un symptôme très-important pour le diagnostic. Dans quelques cas cependant, la rétine étant très adhérente à la limite du décollement, la rétine décollée prend une une forme sphérique et la fluctuation fait défaut.

On reconnaît le décollement de la rétine à sa manière particulière de refléter la lumière et à la direction de ses vaisseaux. L'état des vaisseaux, surtout , est très-caractéristique. Forcés en effet, de suivre partout les plissements et les inflections du décollement, ils prennent une direction très-irrégulière, et quelques-unes de leurs parties disparaissent même au fond d'un pli. Ces inflections des vaisseaux servent à tracer la limite entre le décollement et la rétine normale.

Quant à la différence de couleur et au reflet généralement bleuâtre que produit la lumière, ces phénomènes sont dus à la nature du liquide épanché. Ce liquide est ordinairement coagulable à la chaleur ; il contient des corpuscules sanguins, des cellules granulées de différentes grandeurs produits de la destruction de l'épithélium choroïdien, enfin quelquefois des cristaux de cholestérine qui donnent des reflets brillants. Les vaisseaux semblent plus volumineux et plus foncés à chaque pli.

Dans quelques cas, on peut constater des déchirures de la rétine qui se distinguent par leurs bords aigus et comme roulés sur eux-mêmes et par la facilité avec laquelle on aperçoit la choroïde.

Le traumatisme est souvent la cause des décollements rétiniens, mais ceux-ci se produisent encore à la suite des lésions du corps vitré ou de la choroïde .

Encéphaloïde de la rétine La figure représente les débuts d'un encéphaloïde de l'œil; on y voit une tache brillante à aspect métallique, bombée et recouverte par les vaisseaux. Dans ce cas, la rétine semblait un peu opaque tout autour de la t'che, dans une circonférence très-limitée. Il y avait aussi un peu d'hypérémie du fond de l'œil. N'ayant pu revoir le malade, je n'ai pas pu savoir s'il s'était produit plus tard un décollement de la rétine.

CHAPITRE V.

Altérations de la Papille et des vaisseaux de la Rétine.

Considérations générales. — Explication des Figures.

§ 1.

Bien que la plupart des altérations de la papille optique aient été décrites en même temps que celles de la rétine dont elle est partie intégrante, j'ai cru devoir attirer encore l'attention sur deux états pathologiques fréquents et essentiels à bien connaître, ce sont : l'œdème et l'atrophie papillair es.

L'œdème de la papille peut être actif ou passif. Dans le premier cas, il prend le nom de névrite optique. Il reconnaît pour causes des éncéphalites locales aiguës , des hémorrhagies avec ou sans caillots, situés dans les nerfs optiques en arrière des chiasmas dans les corps genouillés ou les tubercules quadrijumeaux, enfin des épanchements intra-ventriculaires abondants ou des tumeurs qui compriment les nerfs optiques.

Les affections du cerveau et du cervelet à marche lente produisent au contraire toujours des atrophies simples de la papille. La figure reproduit assez exactement cette altération ; la papille est large et un peu saillante, légèrement rouge au centre , avec de petites stries blanches allant du centre à la circonférence ; enfin , les veines sont engorgées et , comme interrompues à la circonférence du nerf optique. Cet œdème peut se terminer soit par un exsudat, soit par une atrophie.

Les symptômes physiologiques qui accompagnent ces lésions consistent dans une diminution notable dans l'acuité de la vision et dans des altérations variées du champ visuel. Si la lésion a son siége dans l'hémisphère droit du cerveau , le champ visuel est supprimé des deux yeux à gauche de la verticale ; si elle siège dans l'hémisphère gauche , il est supprimé à droite de la verticale (hémiopie homonyme). Si la lésion siège à la base du crâne, le champ visuel des deux yeux est supprimé à gauche de la verticale po ur l'œil

20

gauche et à droite pour l'œil droit (hémiopie croisée). Enfin, si un seul œil est malade, c'est que la lésion est située entre l'œil et le chiasma.

Dans la forme active de la maladie la cécité complète peut survenir en quelques jours ; dans la forme passive, la marche de la maladie est beaucoup plus lente.

L'*atrophie de la papille* est la disparition des éléments nerveux du nerf optique. Elle reconnaît pour causes des processsus pathologiques intrà-oculaires qui amènent l'atrophie de la rétine telsque : la choroïdite avec atrophie secondaire et macération pigmentaire, la pigmentation idiopathique de cette membrane, quelques hémorrhagies rétiniennes, le névro-rétinite, des lésions orbitaires amenant l'exophthalmie avec tension ou compression du nerf optique, des maladies intrà-crâniennes comme la méningite basilaire, et certaines affections du cerveau et de la moëlle, enfin quelques maladies particulières du nerf optique encore peu étudiées.

Le principal de tous les symptômes ophthalmoscopiques, symptôme commun à tous les cas; c'est la décoloration de la papille. Elle est large, d'un blanc souvent nuancé de bleu, réfléchissant fortement la lumière et très-appréciable quand on compare cette teinte à celle du petit liséré sclérotical qu'on aperçoit tout au tour de son point d'émergence. Les vaisseaux participent à la maladie : on ne distingue plus les artères des veines et ils finissent par s'atrophier. Dans les cas récents, la surface papillaire estplane; souvent plus tard elle est saillante (atrophie en champignon) ou déprimée (atrophie en godet), quand la maladie est le résultat d'une lésion cérébrale.

Enfin, si elle est dûe à une affection choroïdienne, ses bords sont ordinairement découpés.

Le dessin, est la représentation d'une des premières périodes de l'atrophie, période congestive. La papille est plus petite qu'à l'état normal. Au centre, sa coloration est très-blanche, mais ses bords sont rouges et les vaisseaux sont déjà plus petits. J'ai pû récemment encore observer un cas semblable sur un malade qui m'a été présenté par un de mes confrères de Marseille.

Quant aux symptômes physiologiques les plus ordinaires de l'atrophie de la rétine et de papille, ce sont : une diminution d'acuité de la vision, un affaiblissement périphérique et progressif du champ visuel, vision de points lumineux, une appréciation difficile des couleurs et l'oscillation des objets soumis à l'examen.

§ 2.

Les principales altérations qui affectent le système circulatoire de la rétine et qui méritent une étude particulière sont l'*embolie de l'artère centrale*, *la sclérose*, *les varicosités* et *l'anévrysme*.

L'*embolie de l'artère centrale de la rétine* est une lésion qui cause subitement la cécité.

Plusieurs cas semblables ont déjà été signalés, et il m'a été donné d'en examiner un moi-même. Le malade qui me fut envoyé par les sœurs des dispensaires du bureau de Bienfaisance était âgé de quarante ans. Il était atteint d'une affection organique du cœur et souvent en proie à une oppression vive. Il se trouva brusquement privé de l'œil droit, n'ayant ressenti autre chose qu'un peu d'étourdissement. Je l'examinais à l'ophthalmoscope quelques heures après, et je constatais que le fond de l'œil était un peu nébuleux, mais la papille normale; les artères étaient presque exsangues et filiformes; quand aux veines plus fines qu'à l'état normal, elles présentaient un trouble de la circulation que j'ai cherché à rendre dans la figure. Elles offraient des portions engorgées et rouges et d'autres portions blanches, vides de sang, comme l'indique le dessin. Enfin, dans la région de la *macula* existait une petite tâche rouge hémorrhagique.

Je fis appliquer un traitement antiphlogistique énergique ainsi que des compresses chaudes sur l'œil, et je soumis en même temps le malade à un traitement alcalin. Quatre jours après la vision n'étant pas revenue, j'instillais de nouveau de l'atropine, et je trouvais les mêmes lésions. Seulement la tâche hémorrhagique n'était pas aussi visible : elle était remplacée par une opacité nébuleuse. Je perdis momentanément de vue le malade, mais six mois après environ, je pus constater que la papille était nacrée et les vaisseaux atrophiés.

La Sclérose des artères de la rétine est une altération que j'ai rencontrée sur un œil depuis longtemps amaurotique. Je trouvais, en effet, les artères entourées de deux petits lisérés blanc nacré que j'ai pensé être du tissu cellulaire induré. Le dessin représente cette altération dont je ne connais point la signification exacte; mais le malade était goutteux et atteint d'une affection organique du cœur.

Varicosités des vaisseaux rétiniens. L'altération représentée par le dessin, est une altération analogue aux varices. Je l'ai observée sur plusieurs malades dont un atteint de catarrhe chronique. Les nodosités variqueuses étaient très-appréciables, et le malade qui fut examiné d'ailleurs par plusieurs confrères ne se plaignait que d'un peu de trouble dans la vue et de mouches fixes. On constatait en même temps un peu d'hypérémie choroïdienne.

L'Anévrysme de l'artère centrale est une altération dont la science ne possède encore que trois ou quatre observations; j'avais renoncé moi-même à en donner le dessin, lorsqu'il y a huit mois, j'eus la bonne fortune de pouvoir l'observer.

Le malade avait soixante ans et exerçait la profession d'homme de peine. Interrogé par moi, il me dit qu'il ne distinguait plus rien de l'œil gauche si ce n'est un brouillard très-épais et qu'il éprouvait parfois des douleurs intrà-oculaires profondes. J'examinais et j'observais que la pupille était mobile et peu dilatée. J'employais l'atropine, et je trouvais les milieux assez transparents sauf cependant quelques stries au cristallin. Je concentrais alors une assez grande lumière sur l'œil et j'aperçus sur la partie inférieure de la papille une saillie rougeâtre ovoïde, qui en masquait une assez grande partie; en bas, la tumeur se rétrécissait et se continuait avec un vaisseau assez volumineux se contournant assez rapidement sur lui-même. Enfin , je fus frappé des variations de couleur claire et foncée que prenait cette tumeur , et qui coïncidaient avec les contractions du cœur. Les veines étaient d'ailleurs gonflées et les artères plus petites qu'à l'état normal. Je me hatais de prendre le dessin , et priais le malade de revenir dans quelques temps. Je prescrivis des applications froides prolongées , une compression méthodique sur l'œil, et de la digitaline. Malheureusement je ne pus pas le revoir, car il mourût quelque temps après , et je fus dans l'impossibilité de faire l'examen nécropsique. J'ai augmenté sur le dessin le volume de la tumeur et des veines pour rendre la lésion plus appréciable.

CHAPITRE VI.

Des phénomènes connus sous les noms de mouches volantes.

Dans la plupart des altérations pathologiques décrites dans les chapitres précédents, dans les opacités cristallines, dans les affections profondes de la rétine et de la choroïde, l'examen subjectif de la vision, révèle la présence de points fixes, de lacunes du champ visuel irrégulières, pointillées, multiples, séparées les unes des autres. La forme de ces interruptions visuelles est quelquefois même tellement saisissante, qu'elles mettent immédiatement sur la voie de l'affection qui les produit. Mais chez bien des malades on ne trouve aucune lésion, et cependant ils accusent la présence de corpuscules flottants qui ne laissent pas de leur causer une vive inquiétude. Ces phénomènes connus sous le nom de *mouches volantes* ne sont autres que des phénomènes entoptiques très-souvent insignifiants, et produits par des corpuscules qui se trouvent soit à la surface de l'œil, soit dans les chambres oculaires.

Ces corps opaques réfractent irrégulièrement la lumière, et produisent une ombre sur la surface de la rétine. Ces phénomènes entoptiques qu'on peut d'ailleurs artificiellement provoquer sur soi-même portent le nom de *Spectre perlé, Spectre aqueux, Spectre globulaire*. On les obtient tous en regardant la flamme d'une bougie située à deux à trois pieds de distance, à travers une petite carte noire, perforée avec la pointe d'une aiguille fine.

Le spectre perlé est ordinairement transversal et très-rapproché de l'œil. Il est constitué par de petits globules sans noyau réunis en forme de filaments. Ces filaments sont entortillés, limités par deux lignes noires, au milieu desquelles est la chaîne de globules. Ces lignes sont mobiles en haut et en bas, et semblent en parties isolées, en parties réunies à d'autres formations. (Centre de la figure).

Le *spectre aqueux* est formé de plis, de petites bandes transparentes entourées de lignes obscures peu accusées. On le voit au bas du dessin.

Le *spectre globulaire* (partie haute de la figure), est formé de petits disques isolés, clairs au centre et à contours pâles ou sombres. Ils se présentent quelquefois réunis en groupe.

Quand on contemple les spectres ainsi produits, on remarque qu'ils sont situés chacun dans des plans différents, les uns dérrière les autres. Ainsi le spectre perlé semble toujours le plus rapproché, puis viennent les globules isolés nettement limités, ensuite les globules mal limités ; enfin les spectres ou filaments aqueux qui sont les plus éloignés.

Tous ces phénomènes, qui prennent le nom de *mouches volantes*, troublent considérablement la vision ordinaire. Ils apparaissent à celui qui ne les examine pas attentivement, sous la forme de petits points noirâtres ou d'une légère pellicule grise comme l'aile d'une mouche, ou enfin de filaments grisâtres et demi-transparents semblables à ceux d'une toile d'araignée. Mais si le malade les regarde avec attention et discernement sur un fond blanc, un ciel clair, un léger nuage, sur de la neige, sur le sol, il peut reconnaître que ces mouches présentent les aspects précédemment décrits et représentés sur la figure. D'ailleurs, elles sont mal vues dans un jour sombre ou lorsqu'on regarde un objet noir ; il en est de même lorsqu'on fixe des objets rapprochés.

Les causes de ces mouches sont les ophthalmies, les maladies du cœur, l'hypocondrie, les veilles prolongées, les dyspepsies, la fatigue des yeux sur de petits objets, enfin toutes celles qui peuvent congestionner l'organe visuel et affaiblir l'irradiation de la rétine. La papille des malades affectés de mouches volantes est ordinairement contractée.

CHAPITRE VII.

Examen subjectif de l'Œil.

L'examen Ophthalmoscopique, dont on a pu reconnaître toute l'importance, doit, dans la majorité des cas, être précédé de l'examen subjectif de l'œil. Cet examen a pour but de donner la mesure exacte de :

1° L'acuité de la vision,

2° L'étendue du champ visuel,

3° Le degré de sensibilité aux couleurs. (1)

Mon intention n'étant pas de rappeler des détails donnés dans tous les Traités d'Ophthalmologie, il me suffira, au point de vue pratique, d'exposer simplement le manuel de ces recherches.

1° *Acuité de la vision.* — On se rend compte de l'acuité de la vision à l'aide d'échelles typographiques particulières, celle qui est représentée ci-après, par exemple.

Tout individu qui lit à 20 pieds le n° 20 de cette échelle avec ou sans l'intermédiaire d'une carte percée, et qui lit le n° 1 à 1 pied (10 ou 12 pouces ou 33 centimètres), peut être considéré comme ayant une acuité de vision normale.

D'après ce principe, le n° 10 doit être lû à 10 pieds. Si le malade ne le lit qu'à 5 pieds, l'acuité A de la vision sera égale à 5/10 ou 1/2. On dira qu'elle est moitié du type normal.

Comme formule générale, on obtiendra le degré d'acuité de la vision d'un malade en divisant la distance mesurée en pouces à laquelle un numéro sera lu par le chiffre de ce numéro multiplié par 12. Si, par exemple, le malade a lu le n° 18 à 8 pouces, l'acuité A de sa vision sera :

$$ A = \frac{8}{18 \times 12} = \frac{1}{27} $$

c'est-à-dire 1/27 de l'état normal.

Il sera facile quelque temps après de constater, par un nouvel examen, s'il y a une amélioration.

(1) Je ne parle pas de la recherche des phosphènes. — Voir dans mon Mémoire sur la *Cataracte*, l'examen de la sensibilité rétinienne à travers les opacités cristallines.

4

ECHELLE TYPOGRAPHIQUE.

D indique la distance à laquelle chaque caractère doit être lu par une vue normale.

N. 1.

D — 33 centimètres ou 1 pied.

La mer est une école de toutes les vertus; on y vit dans les privations et dans les dangers de toute espèce; on est forcé d'y être courageux, sobre, chaste, prudent, patient, vigilant, religieux.

N. 2.

D — 67 cent. ou 2 pieds.

Celui qui veut faire du bien aux hommes doit s'exercer de bonne heure à en recevoir du mal.

N. 3.

D — 1 mètre ou 3 pieds.

Qu'est-ce que la mort en elle-même ?

N. 4.

D — 1 mètre 33 cent. ou 4 pieds.

Sans le vice, la vertu n'aurait guère d'exercice sur la terre.

N. 5.

D = 1 mètre 67 cent. ou 5 pieds.

Le maître qui réprime l'audace des méchants est souvent payé par la haine des bons.

N. 6.

D = 2 mètres ou 6 pieds.

CELUI QUI VEUT FAIRE DU BIEN AUX HOMMES DOIT S'EXERCER DE BONNE HEURE A EN RECEVOIR DU MAL.

N. 8.

D = 2 mètres 67 cent ou 8 pieds.

LES DEVOIRS D'UNE REINE SONT-ILS PLUS DIFFICILES A REMPLIR QUE CEUX D'UNE BERGÈRE

N. 9.

D = 3 mètres ou 9 pieds.

Ceux-ci dansaient en rond, ceux-là faisaient des bouquets.

N. 10.

D = 3 mètres 33 cent. ou 10 pieds.

UN VAISSEAU EST LE CREUSET OU S'ÉPROUVENT LES QUALITÉS MORALES

N. 11.

D = 3 mètres 67 cent. ou 11 pieds.

LE MÉCHANT Y EMPIRE ET LE BON Y DEVIENT

N. 13.

D = 4 mètres 33 cent. ou 13 pieds.

L'amour d'un objet vertueux

N, 16.

D = 5 mètres 33 cent. ou 16 pieds.

IL FAUT AIMER SON PROCHAIN

N. 17.

D = 5 mètres 67 cent ou 17 pieds.

Ciel et Terre

N. 20.

D = 6 mètres 67 cent. ou 20 pieds.

PARIS, LYON ET MARSEILLE

N. 21.

D = 20 mètres ou 60 pieds.

Dieu est bon

———

2° *Etendue du champ visuel.* — On fera placer le malade à 50 centimètres d'un mur ou d'un écran, sur lequel est au centre un point de repère fixe, situé environ à la hauteur de l'œil à examiner. On engagera le malade à fixer ce point et on promènera sur le tableau un crayon en haut, en bas, à droite, à gauche, en notant soigneusement les points où le malade perdra de vue le crayon.

On mesurera alors la distance de ce dernier point au point fixe qui a servi de repère; si, par exemple, cette distance égale 15 centimètres, on se reportera au Tableau Logarithmique ci-contre et on aura comme valeur de l'angle visuel correspondant 16° 41'. On repètera l'expérience en croix et on arrivera ainsi à avoir la valeur des angles visuels, frontal, jugal, nasal et temporal. Plus les angles seront grands, plus l'étendue du champ visuel sera grande.

A l'état normal, les angles frontal, nasal et jugal sont de 60° environ; le temporal varie entre 80° et 90°.

TABLEAU LOGARITHMIQUE
Pour la mesure des Angles Visuels.

Le Tableau est dressé pour une distance de 50 cent. de l'œil examiné au point fixe.

La colonne A indique en centimètres la distance du point où le crayon a été arrêté au point fixe. — La colonne B indique la valeur de l'angle visuel correspondant en degrés et minutes.

A.	B.	A.	B.
1 centimètre	1°, 8'.	18 centimètres	19°, 47'.
2 —	2°, 17'.	19 —	20°, 48'.
3 —	3°, 26'.	20 —	21°, 48'.
4 —	4°, 34'.	21 —	22°, 46'.
5 —	5°, 42'.	22 —	23°, 44'.
6 —	6°, 50'.	23 —	24°, 42'.
7 —	7°, 58'.	24 —	25°, 38'.
8 —	9°, 5'.	25 —	26°, 33'.
9 —	10°, 12'.	26	27°, 28'.
10 —	11°, 18'.	27 —	28°, 20'.
11 —	12°, 24'.	28 —	29°, 14'.
12 —	13°, 29'.	29 —	30°, 6'.
13 —	14°, 34'.	30 —	30°, 57'.
14 —	15°, 38'.	31 —	31°, 47'.
15 —	16°, 41'.	32 —	32°, 37'.
16 —	17°, 44'.	33 —	33°, 25'.
17 —	18°, 46'.	34 —	34°, 12'.

A.		B.	A.		B.
35 centimètres	......	34°, 59'.	63	—	51°, 33'.
36	—	35°, 45'.	64	—	52°, 0'.
37	—	36°, 30'.	65	......	52°, 37'.
38	—	37°, 13'.	66	—	52°, 51'.
39	—	37°, 57'.	67	—	53°, 16'.
40	—	08°, 39'.	68	—	53°, 40'.
41	—	39°, 21'.	69	—	54°, 4'.
42	......	40°, 1'.	70	—	54°, 27'.
43	—	40°, 41'.	71	—	54°, 50'.
44	—	41°, 20'.	72 centimètres	......	55°, 13'.
45	—	41°, 59'.	73	—	55°, 35'.
46	—	42°, 36'.	74	—	55°, 57'.
47	—	43°, 13'.	75	—	56°, 18'.
48	—	43°, 49'.	76	—	56°, 39'.
49	—	44°, 25'.	77	—	57°, 0'.
50	—	45°, 0'.	78	—	57°, 20'.
51	—	45°, 34'.	79	—	57°, 40'.
52	—	46°, 7'.	80	—	57°, 59'.
53	—	46°, 40'.	85	—	59°, 32'.
54	—	47°, 12'.	90	—	60°, 56'.
55	—	47°, 43'.	95	—	62°. 14'.
56	—	48°, 14'.	100	—	63°, 26'.
57	—	48°, 44'.	120	—	67°, 22'.
58	—	49°, 14'.	140	—	70°, 20'.
59	—	49°, 43'.	180	—	74°, 28'.
60	—	50°. 11'.	200	—	75°, 57'.
61	—	50°, 39'.	250	—	78°, 41'.
62	—	51°, 6'.	300	—	80°, 32'.

3° *Recherche de la sensibilité aux couleurs.* — On se servira pour cette épreuve de papiers diversement colorés, que l'on présentera au malade successivement. Le jaune et le bleu pur sont les couleurs qui embarrassent le moins. Le rouge est celle qui embarrasse le plus ; on le confond aisément avec le vert.

MARSEILLE. — TYPOGRAPHIE Vᵉ MARIUS OLIVE, RUE PARADIS, 68.

MALADIES DU CRISTALLIN ET DU CORPS VITRÉ

Symptômes Ophthalmoscopiques.

CATARACTES COMMENÇANTES.	SYNCHYSIS HÉMORRHAGIQUE. ÉPANCHEMENT SANGUIN DANS LE CORPS VITRÉ.	SYNCHYSIS ALBUMINEUX. FLOCONS ALBUMINEUX DANS LE CORPS VITRE. ÉTAT ALBUMINEUX DU CORPS VITRÉ	SYNCHYSIS ÉTINCELANT. SPINTHÉROPIE. CHOLESTÉRINE.	CORPS ÉTRANGERS DANS LE CORPS VITRE.	CYSTICERQUES DU CORPS VITRE.
Sur le fond rouge de l'œil tâches sombres ou stries noirâtres, tantôt centrales, tantôt à la circonférence du cristallin. De la circonférence, elles s'étendent vers le centre sous forme de rayons. Dans quelques cas, tâches pigmentaires et exsudats à la surface de la capsule. DIFFÉRENCE DES OPACITÉS CRISTALLINES ET DES OPACITÉS DU CORPS VITRÉ. **CRISTALLIN.** — La forme des stries est invariable. Les stries sont immobiles. Elles suivent les mouvements de l'œil. **CORPS VITRÉ.** — La forme des corpuscules opaques varie à tout instant. Ils sont très mobiles. Ils ne suivent pas les mouvements de l'œil.	**Trois Variétés :** 1° Caillots sanguins filiformes et flottants ; 2° Caillot sanguin immobile, volumineux ; 3° Imbibition du corps vitré par du sang. PREMIÈRE VARIÉTÉ : Corpuscules noirs ou rouges brun, filiformes ou fusiformes, flottant et changeant de place dans les mouvements de l'œil. DEUXIÈME VARIÉTÉ : Tumeur fixe et immobile, rouge au début, puis noirâtre plus tard. TROISIÈME VARIÉTÉ : Le fond de l'œil est noir ; on ne peut l'éclairer ; la teinte rouge du fond ne peut s'obtenir. La plus grave des trois : elle entraîne la cécité.	Grand trouble dans le corps vitré, ne laissant apercevoir la teinte rouge du fond de l'œil que comme à travers un nuage, ou le masquant complètement. On aperçoit aussi quelques flocons jaunâtres peu mobiles. C'est une complication fréquente des affections iriennes et choroïdiennes d'origine syphilitique.	Dans les mouvements de l'œil, on voit passer dans le champ papillaire de petits corpuscules brillants comme des paillettes d'or. Ces cristaux disparaissent souvent assez vite.	Quand le corps étranger n'a pas déterminé d'inflammation, on le voit nettement. — Ses contours, sa coloration, sa forme, rien n'échappe ; il paraît plus volumineux à cause du cristallin. Quand l'inflammation a commencé, le corps a perdu sa netteté, puis il s'enveloppe d'un exsudat plastique d'une couleur grisâtre. Plus tard encore, quand l'inflammation s'est étendue, il y a congestion choroïdienne, et on aperçoit des tâches jaunâtres, indices de pus et de choroïdite suppurative. Le corps s'enkyste quelquefois ; souvent il amène l'atrophie du globe oculaire.	On aperçoit dans le corps vitré une masse plus ou moins distincte, d'un gris bleuâtre qui tranche sur le fond de l'œil, en forme de sac, qui se rétrécit en une figure pyriforme qui constitue la tête de l'animal. Les cysticerques s'accompagnent souvent d'exsudats. — Le corps de l'Helminthe masque plus ou moins la papille et les vaisseaux rétiniens, suivant l'étendue de son volume.

MALADIES DE LA CHOROIDE.

Symptômes Ophthalmoscopiques.

CHOROÏDITE CONGESTIVE — HYPERÉMIE CHOROÏDIENNE.	CHOROÏDITE EXSUDATIVE — EXSUDATS CHOROÏDIENS.	CHOROÏDITE ATROPHIQUE — STAPHYLOME POSTÉRIEUR — SCLÉRO-CHOROÏDITE POSTÉRIEURE.	GLAUCOME — IRIDO-CHOROÏDITE SPÉCIALE.	APOPLEXIE DE LA CHOROIDE — HÉMORRHAGIE CHOROÏDIENNE.	ATROPHIE DE LA CHOROIDE. — DISPARITION DES ÉLÉMENTS DE LA CHOROÏDE.	DÉGÉNÉRESCENCE — COLLOÏDE.
Teinte du fond de l'œil plus rouge qu'à l'état normal. Vaisseaux choroïdiens plus apparents, inégaux, tortueux et gorgés de sang. Disparition des arborisations pigmentaires. Il y a souvent en même temps hyperémie veineuse de la papille. La maladie peut affecter deux formes : l'une sthénique, l'autre asthénique. Le diagnostic est plus difficile chez les bruns que chez les blonds, à cause de l'abondance du pigment qui rend les vaisseaux choroïdiens moins apparents.	**Deux variétés.** Choroïdite disséminée, Choroïdite pointillée. 1° CHOROÏDITE DISSÉMINÉE : Large tâche saillante, blanchâtre, à bords baveux, entourée ou non de pigment, située en arrière de la rétine et des vaisseaux rétiniens. — Sa forme et son étendue sont variables. — Son reflet est mat ; sa teinte est uniforme. 2° CHOROÏDITE POINTILLÉE : Petites tâches circulaires, sous forme de petits points ou petites perles d'un blanc grisâtre, faisant saillie à la surface de la choroïde. — Elles sont souvent entourées d'une bordure noire de granulations pigmentaires agglomérées. — Elles affectent souvent la forme de bandes longitudinales. — Elles siègent surtout au fond de l'œil, quand la maladie est de nature syphilitique. — Elle est plus grave que la forme précédente.	**Trois degrés.** 1° Au côté externe de la papille (image droite), est une tâche blanche, en forme de croissant, qui embrasse par sa concavité le bord de la papille. Les extrémités du croissant embrassent au plus la moitié de la circonférence papillaire. — La papille semble une ellipse à grand diamètre horizontal. 2° La tâche blanche a perdu sa première forme, elle est irrégulière. Elle embrasse plus de la moitié de la circonférence de la papille. — La papille semble une ellipse à grand diamètre vertical. 3° La tâche blanche entoure complètement la papille ; ses bords sont irréguliers. La maladie peut-être stationnaire ou avoir de la tendance à progresser. Dans le premier cas, on remarque que les bords du staphylôme sont nettement arrêtés, et que la choroïde ne sont pas hypérémiées. Dans le second cas, les bords du staphylôme sont déchiquetés, et comme dentelés avec agglomération de pigment, et la choroïde et la papille sont congestionnées.	**Trois variétés.** 1° Glaucôme inflammatoire aigu ; 2° Glaucôme inflammatoire chronique ; 3° Glaucôme non inflammatoire. Première variété : Examen ophthalmoscopique presque impossible. — Début brusque ; douleurs névralgiques oculaires, vision de scotomes colorés ; injection sous-conjonctivale ; épiphora ; reflet terne de l'œil ; diminution de la sensibilité de la cornée ; dilatation et immobilité de la pupille, teinte grisâtre du champ papillaire ; dureté pierreuse du globe. Deuxième variété : Excavation de la papille (caractère pathognomonique). La papille semble bleuâtre ou verdâtre. Elle est entourée d'un large anneau jaunâtre fourni par la sclérotique non recouverte par la choroïde. — Les vaisseaux rétiniens sont courbés en crochets. — Les artères présentent des pulsations spontanées. Troisième variété : Débute sans prodromes, a une marche très-lente ; il n'y a pas de douleurs ; l'œil paraît sain ; la pupille immobile, sans être anormalement dilatée ; la vision se trouble peu à peu et le champ visuel diminue concentriquement. L'œil est plus dur qu'à l'état normal. — On trouve l'excavation papillaire. Les pulsations artérielles spontanées sont rares. — On conserve souvent l'opacité du cristallin. — Dans les glaucômes anciens, les artères sont souvent filiformes, et les veines variqueuses.	**Deux variétés :** 1° Hémorrhagie en nappe ; 2° Hémorrhagie pointillée. 1° HÉMORRHAGIE EN NAPPE : Au début, plaque unique et étendue d'un rouge cerise, située en arrière des vaisseaux rétiniens. — Plus tard, lorsque la résorption se fait, le centre se décolore d'abord, devient d'un rose jaunâtre, puis cette teinte envahit les bords par lignes sinueuses, et la coloration rose disparaît et ainsi de suite. — Lorsque l'hémorrhagie est forte, elle peut produire un décollement de la rétine. 2° HÉMORRHAGIE POINTILLÉE : Petites plaques rouges, isolées. Plus tard, leur teinte devient rosée, puis jaunâtre et elles disparaissent. — Elle est plus bénigne que la forme précédente. — La maladie débute dans les deux formes brusquement ; elle décroît avec lenteur. On distingue l'hémorrhagie choroïdienne de l'hémorrhagie rétinienne par les signes suivants : **HÉMORRHAGIE CHOROÏDIENNE** — Vaisseaux rétiniens visible sur la tâche. Tâche à teinte uniforme. La tâche ne cache jamais la papille. La résorption se fait du centre à la circonférence. **HÉMORRHAGIE RÉTINIENNE** — Pas de vaisseaux rétiniens visibles sur la tâche. Forme striée. La tâche cache quelquefois la papille. La résorption se fait de la circonférence au centre.	**Trois degrés.** 1° Atrophie de la couche pigmentaire ; 2° Atrophie de la couche chorio-capillaire ; 3° Atrophie totale de la choroïde. Premier degré : Au fond de l'œil, plaques d'une teinte jaune orangé. — D'ailleurs, coloration normale de la papille et de ses vaisseaux. Deuxième degré : Plaques irrégulières, plus ou moins étendues, d'une couleur rosée sale, ressemblant à de la peinture rouge grattée. — Au milieu de cette teinte, gros vaisseaux oblitérés et tâches noires isolées dues à l'accumulation du pigment. Troisième degré : La choroïde faisant défaut par plaques, on observe çà et là des plaques blanchâtres nacrées dues à la face interne de la sclérotique et entourées de tâches pigmentaires. Il n'y a plus de vaisseaux, et le pigment qui a subi l'altération appelée macération pigmentaire, finit par disparaître après s'être décoloré, et laisse à la place des tâches brunes ou noires qu'il formait d'abord, des tâches blanches dues à la choroïde atrophiée, et à la surface sous-jacente de la sclérotique.	Lésion peu connue, très-rare, survenant dans la vieillesse surtout. Boules brillantes, uniques, ou disposées par groupes, et toujours circonscrites par un cercle noir de pigment. Elle siège exclusivement au niveau de l'ora serrata.

MALADIES DE LA RÉTINE.

Symptômes Ophthalmoscopiques.

HYPÉRÉMIE RÉTINIENNE. AMBLYOPIE CONGESTIVE.	ANÉMIE RÉTINIENNE et PAPILLAIRE.	HÉMORRHAGIE RÉTINIENNE. APOPLEXIE RÉTINIENNE.	RÉTINITE EXSUDATIVE. EXSUDATS RÉTINIENS.	RÉTINITE PIGMENTAIRE RÉTINITE TIGRÉE. SCLÉRUS ARIANDUS.	ŒDÈME DE LA RÉTINE INFILTRATION SÉREUSE dans LA COUCHE CELLULO-VASCULAIRE.	RÉTINITE ALBUMINURIQUE. AMBLYOPIE ET AMAUROSE ALBUMINURIQUES.	RÉTINITE GLUCOSURIQUE.	RÉTINITE LEUCÉMIQUE.	DÉCOLLEMENT DE LA RÉTINE. HYDROPISIE SOUS-RÉTINIENNE.	ENCÉPHALOÏDE de LA RÉTINE.
Deux variétés. 1° Artérielle. 2° Veineuse. HYPÉRÉMIE ARTÉRIELLE. Formation de nouveaux vaisseaux sur la partie ou la totalité de la papille. — Ces vaisseaux prennent souvent la forme d'un V dont la pelote est sur la papille. Par le procédé de l'image droite on distingue ces nouveaux vaisseaux sous la forme de filets rouges juxtaposés. La maladie dure peu. HYPÉRÉMIE VEINEUSE: Obscurité rougeâtre de la papille. Sa couleur se fond avec la teinte rouge du fond de l'œil. — Impossibilité de reconnaître la présence de vaisseaux de nouvelle formation. — Il y a toujours coïncidence d'hypérémie choroïdienne. — La maladie dure beaucoup. L'acuité de la vision, et le champ visuel sont diminués.	La papille est d'une blancheur éclatante. — Les vaisseaux rétiniens peu développés et leur parcours est incomplet. — On peut distinguer cependant les veines des artères, ce qui est impossible dans l'atrophie rétinienne et papillaire. — Enfin la vision est diminuée, tandis qu'elle est presque nulle dans l'atrophie.	Au début apparaissent des plaques d'un rouge vermillon, légèrement strié ou pointillé siégeant sur le trajet d'un vaisseau. Plus tard ces plaques brunissent, puis disparaissent, ou font place à un exsudat, ou à un dépôt noirâtre de pigment. Il n'y a quelquefois qu'une seule tache. La maladie a un début subit, et est sujette à récidiver.	L'exsudat rétinien apparaît sous la forme d'une tache allongée, d'un blanc bleuâtre, quelquefois marquée de gris, voilant ou masquant entièrement une partie des vaisseaux rétiniens dans l'étendue de leur parcours. Plus tard, l'exsudat s'organise, et il s'y développe, de petites artères filiformes qui apparaissent comme des arborisations sinueuses ne débordant pas l'exsudat. Si l'exsudat est limité à la papille du nerf optique, il est ordinairement la conséquence d'une infiltration œdémateuse de la papille, et indique un obstacle permanent à la circulation veineuse du nerf optique.	Petites taches noires, irrégulières, siégeant au niveau de l'équateur de l'œil, et masquant les vaisseaux rétiniens. Ces taches dues à du pigment infiltré dans la rétine sont disposées en cercles concentriques et parallèles à l'iris. — Cette disposition est pathognomonique. Le début est lent; il a lieu pendant l'enfance, et sa marche qui se termine par la cécité complète, dure de dix à trente ans. Maladie très-grave.	Autour de la papille, les vaisseaux rétiniens sont voilés ou masqués par le liquide infiltré. On ne les voit que comme à travers un brouillard. Au niveau de l'équateur de l'œil, les vaisseaux sont très nets. — Lorsqu'on ne les distingue pas au niveau de l'équateur, c'est qu'il y a lésion du corps vitré. — Si l'œdème est le prélude de la dégénérescence graisseuse de la rétine, le brouillard entoure complètement la papille. — L'œdème de la rétine se rencontre souvent comme symptôme d'une choroïdite congestive ou syphilitique, et presque toujours comme premier symptôme des tumeurs intra-oculaires ou intra-crâniennes qui gênent la circulation veineuse de la rétine. Dans ce dernier cas, l'œdème est remplacé par un exsudat papillaire ou par l'atrophie de la papille.	**Trois Périodes.** 1° Hypérémie artérielle, avec ou sans œdème de la rétine; 2° Hémorrhagies rétiniennes; 3° Transformation des cellules nerveuses en cellules graisseuses. PREMIÈRE PÉRIODE. Déjà comme (voir œdème de la rétine) l'œdème entoure complètement la papille. DEUXIÈME PÉRIODE. Les taches sont rouges, petites, anguleuses, et ressemblent à de petits filets rouges juxtaposés. Elles entourent la papille à la manière d'un éventail. — Ces taches ne tiennent à aucun vaisseau, ce qui les différencie des taches de l'hémorrhagie simple. — Il y a de l'albumine dans les urines. — La maladie se montre dans les deux yeux. TROISIÈME PÉRIODE: Autour de la papille et même à sa place, on voit une tache large, jaunâtre au centre, et blanchâtre et comme pointillée sur les bords. Le fond de l'œil semble comme barbouillé avec de la colle. — La maladie affecte deux formes: l'une à début lent et marche lente; l'autre à début brusque, accompagné de vertiges, de phantasmes lumineux, et amène une cécité complète. — La première ne rétrograde pas; la seconde disparaît rapidement.	1° Atrophie des deux papilles sans trace de l'infiltration rétinienne. Papilles blanches et luisantes; artères amincies, et vaisseaux capillaires collatéraux atrophiés. 2° Épanchements hémorrhagiques très petits et ronds; peu nombreux, non disposés en éventail, comme dans l'albuminurie, et paraissant provenir des artères capillaires. 3° Plaques blanches exsudatives disséminées le long des gros vaisseaux rétiniens. Les deux yeux sont atteints en même temps. On trouve du sucre dans les urines.	Le fond de l'œil présente une teinte jaune orangée générale. Enfin la papille et ses vaisseaux ont une couleur pâle. On trouve les symptômes généraux de la Leucémie.	Si le décollement est considérable, il est visible à l'œil nu, et apparaît sous la forme d'une masse jaunâtre, à plis transversaux, qui se déplace et flotte au moindre mouvement. — S'il est peu abondant, l'ophthalmoscope fait voir une tumeur blanchâtre, onduleuse d'autant plus que le liquide est plus abondant. — Sur la tumeur, les vaisseaux ont une coloration plus foncée qu'à l'état normal, et ils semblent brisés. — On observe quelquefois au sein de la tumeur de petits points jaunes brillants qui sont des cristaux de cholestérine.	Au début tumeur bosselée; sous forme de plaque recouverte par les vaisseaux de la rétine, et d'un reflet métallique. Plus tard, saillie dans le corps vitré, immobile, granuleuse et à reflets variés. La tumeur s'accroît peu à peu, et finit par remplir le bulbe.

MALADIES DE LA PAPILLE ET DES VAISSEAUX DE LA RÉTINE.

Symptômes Ophthalmoscopiques.

La plupart des Maladies de la Papille ne diffèrent de celles de la Rétine que par le siège de la lésion.

Comme maladies des Vaisseaux, nous décrivons l'Embolie de l'artère centrale, la Sclérose, les Varicosités, et l'Anévrysme de l'artère centrale.

ŒDÈME [DE LA PAPILLE	ATROPHIE DE LA PAPILLE ET DE LA RÉTINE	EMBOLIE DE L'ARTÈRE CENTRALE DE LA RÉTINE. OBLITÉRATION DE L'ARTÈRE PAR UN CAILLOT FIBRINEUX.	SCLÉROSE. — Endurcissement du tissu cellulaire qui environne les artères.	VARICOSITÉS des VAISSEAUX DE LA RÉTINE.	ANÉVRYSME DE L'ARTÈRE CENTRALE.
Deux Variétés : Œdème inflammatoire (œdème aigu, névrite optique.) Œdème passif (infiltration séreuse de la Papille.) 1° Œdème actif : Papille plus large qu'à l'état normal ; elle est gonflée à sa surface qui présente de petites boursouflures inégales en élévation. Elle est d'un rouge grisâtre et offre de nombreuses stries radiées, blanches, qui vont du centre à la circonférence. Les artères, voilées par la teinte grise, sont plus petites qu'à l'état normal, et les veines plus grosses. La marche de la maladie est rapide ; elle se termine souvent par un exsudat. 2° Œdème passif : Papille large, très bombée, d'une couleur jaune sâle. Les vaisseaux altérés, comme dans l'œdème actif, semblent comme dans un magma gélatineux. La marche est très lente. La maladie se termine par atrophie papillaire.	**Trois Périodes :** 1° Période de Congestion ; 2° Période d'Absorption ; 3° Période de Substitution. Première Période : Papille plus petite qu'à l'état normal, blanche au centre, et rouge sur ses bords. Les artères et les veines ont la même coloration et sont d'un volume moindre. Deuxième Période : (Disparition des éléments nerveux.) Papille blanche partout ; vaisseaux filiformes. La surface de la papille est plane dans les cas récents. Plus tard elle est saillante (atrophie en champignon), quand les couches externes de la rétine ont disparu ; déprimée (atrophie en godet) dans les cas très anciens ou dus à une lésion cérébrale. Troisième Période : (Les éléments nerveux sont remplacés par du tissu cellulaire ou fibreux : c'est la période de dégénérescence.) La papille est large, d'un blanc nacré, réfléchissant fortement la lumière. On ne trouve que peu ou pas de traces de vaisseaux. — On a remarqué que lorsque la papille était échancrée à ses contours, c'est que l'atrophie était la terminaison d'une affection de la Choroïde.	Le début est brusque. Si l'examen est fait promptement, on constate l'arrêt de la circulation dans les vaisseaux de la rétine. La papille est normale, mais les vaisseaux papillaires sont filiformes, ont l'aspect de cordons très déliés, presque exsangues. Dans la région de la macula, il y a quelquefois une petite tache rouge hémorrhagique. Enfin, le fond de l'œil est comme pâle et nébuleux. Plus tard, quelquefois quarante-huit heures après, arrivent des modifications dans la structure de la rétine, et alors la papille offre un trouble strié, peu apparent, qui s'étend le long des gros vaisseaux. La région de la macula est envahie par une opacité lactescente qui ressemble à un voile. Plus tard encore, le trouble lactescent a disparu, le fond de l'œil a repris son teint et sa coloration ; mais la vision fait défaut. Enfin la Rétine ne fonctionnant pas s'atrophie ; les artères diminuent de calibre, et la papille prend la couleur blanche caractéristique de l'atrophie.	Les vaisseaux papillaires semblent entourés de deux lignes blanches.	Sur le trajet des veines toujours reconnaissables à leur coloration on aperçoit de petites saillies rougeâtres, ne masquant pas le vaisseau lui-même. Cette lésion se rencontre chez les sujets atteint d'attaques de dyspnée et d'affections du cœur.	Lésion rarement observée. Transparence des milieux. Tumeur ovoïde verticale, occupant les deux tiers inférieurs de la papille optique, et la débordant en bas, où elle se rétréci pour se continuer avec une artère de la rétine. La tumeur offre des mouvements alternatifs de contraction et de dilatation. Son contour est celui des artères. Les artères sont filiformes. Les veines sont plus volumineuses qu'à l'état sain.

TABLEAU D'OPHTHALMOSCOPIE
PAR LE DOCTEUR EMILE MARTIN
Médecin Oculiste du Bureau de Bienfaisance de Marseille.

ALTÉRATIONS DU CRISTALLIN — ET DU CORPS VITRÉ

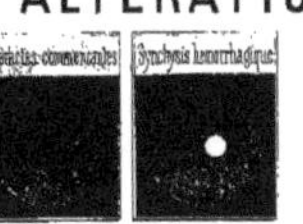

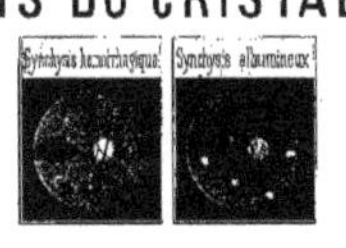

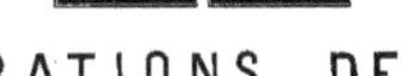

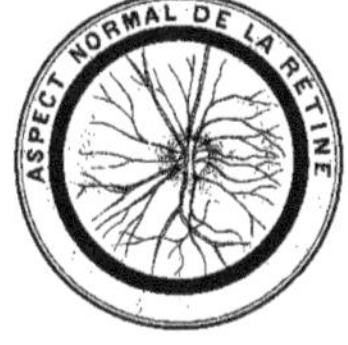

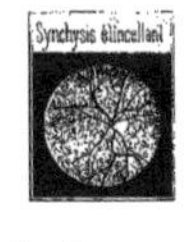

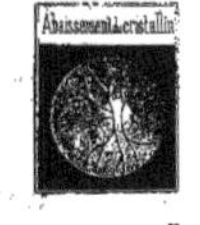

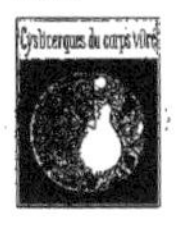

ALTÉRATIONS DE — LA CHOROÏDE

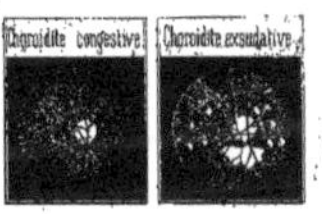

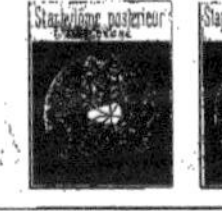

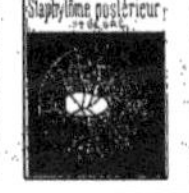

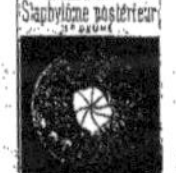

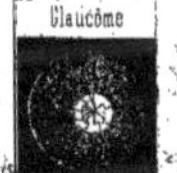

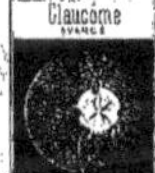

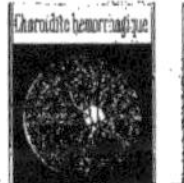

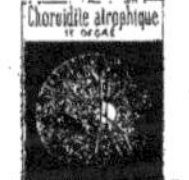

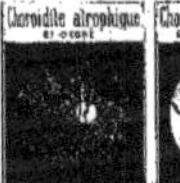

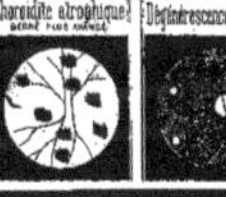

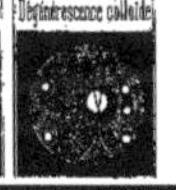

ALTÉRATIONS DE LA RÉTINE

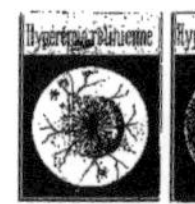
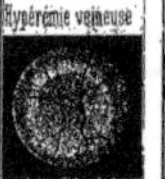
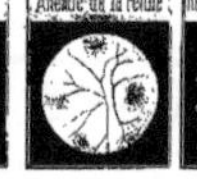
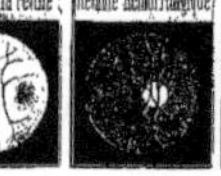
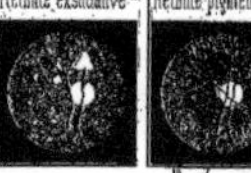
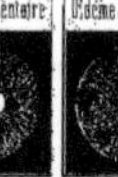
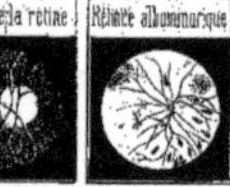
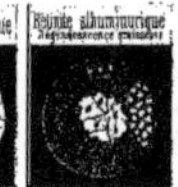
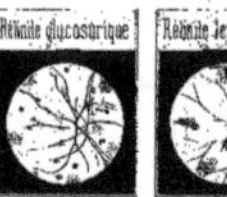
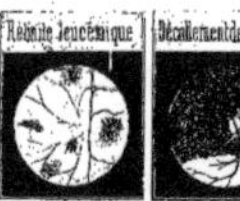
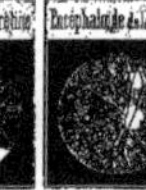

ALTÉRATIONS DE LA PAPILLE ET DES VAISSEAUX DE LA RÉTINE

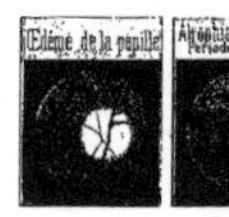
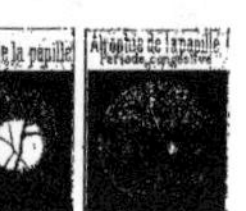
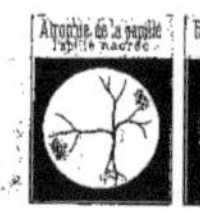
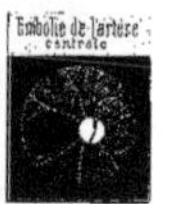
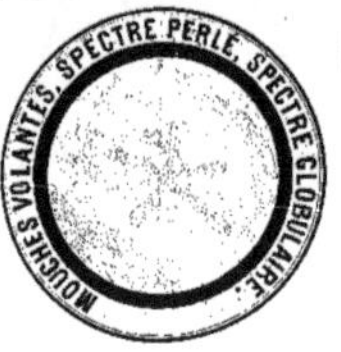
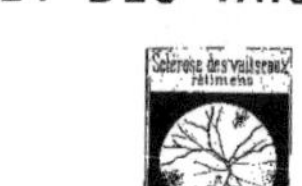
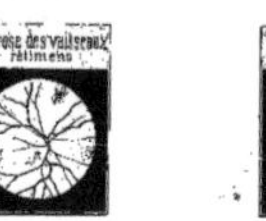
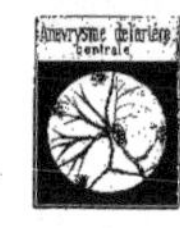

Émile Marin, del. — J.-B. BAILLIÈRE & Fils, Libraires de l'Académie de Médecine, à Paris. — Lith. Mourat-Comte, Rue St Ferréol 65, Marseille.